NOTICE

Sur

LES EAUX D'USSAT,

PAR

F. A. Vergé,

DOCTEUR MÉDECIN , INSPECTEUR DES EAUX,
MEMBRE DU CONSEIL GÉNÉRAL ET MAIRE
DE TARASCON , (ARIÈGE.)

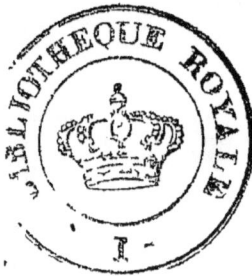

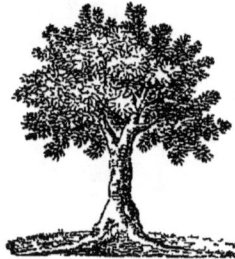

A FOIX,

Imprimerie de Pomiés frères.

—

1842.

AVANT-PROPOS.

En lisant le rapport de M. Elie de Beaumont, à l'académie, sur les travaux exécutés par M. François, ingénieur au corps royal des mines, pour l'aménagement des eaux minérales de Bagnères-de-Luchon et les résultats avantageux qu'il a obtenus dans cet établissement, dont les eaux sont aujourd'hui plus pures et beaucoup plus abondantes, j'ai senti le besoin de porter à la connaissance du public les résultats, non moins frappants, obtenus à Ussat par des travaux d'aménagement dont cet habile ingénieur a été aussi le directeur. Tout en rendant hommage à la vérité, je crois être utile à l'établissement dont le Gouvernement a daigné me confier l'inspection, et détruire les fausses allégations des détracteurs de ce travail.*

Ainsi que le dit M. Elie de Beaumont, nos travaux sont une nouvelle preuve de l'heureuse application de l'hydraulique, de la géognosie et de l'art des mines à l'aménagement et à la conservation des eaux minérales. A Ussat comme à Luchon les eaux étaient insuffisantes pour le service.

Là c'étaient des infiltrations d'eaux pluviales et d'irrigations; ici c'étaient des infiltrations des eaux de l'Ariège, coulant près des eaux thermales, qui les dénaturaient. Ces

---

* Les bains d'Ussat appartiennent à l'hospice de Pamiers. C'est avec le plus grand désintéressement que M. François a donné le concours de son talent au développement de l'établissement.

infiltrations n'étaient pas le seul inconvénient auquel M. François eût à remédier : il avait surtout à prévenir la perte des eaux thermales, qui avait lieu pendant les basses eaux de l'Ariège.

Deux années d'expérience sont, je pense, suffisantes pour enlever tout doute sur la réussite du travail d'hydrostatique employé par M. François. Quelques travaux à faire pour terminer ce système, et la reconstruction des thermes, complément indispensable, donneront à notre établissement l'importance qu'il mérite par la nature précieuse de ses eaux, et le placeront en première ligne parmi les établissements des Pyrénées.

Pour bien apprécier les avantages obtenus par ces travaux, je crois qu'il est indispensable de rappeler la situation de l'établissement thermal, la nature des terrains dans lesquels les eaux sourdent, les rapports de niveau des eaux minérales avec les eaux de l'Ariège ; de faire connaître d'autres causes de dépérissement de l'établissement ; enfin, de signaler les vices de l'ancien mode d'administration des eaux et les avantages qui résultent du mode nouveau, surtout pour la propreté.

Dans une seconde partie, je parlerai de l'historique et de l'avenir des bains, des qualités physiques et de la composition chimique des eaux d'Ussat, et des maladies contre lesquelles leur action thérapeutique est principalement recommandée.

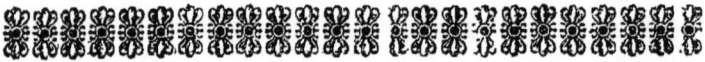

PREMIÈRE PARTIE.

L'Établissement d'Ussat est situé au bas d'un escarpement calcaire, dont le pied est recouvert d'un talus d'alluvions et de détritus calcaires reliés sur beaucoup de parties de leur étendue par un suc de carbonate de chaux. C'est au pied de cet escarpement et sous ces détritus que surgissent, en petits jets, les eaux minérales. Elles s'épandent dans ces alluvions, et y forment une nappe d'eau qui venait alimenter, par petits filets, 33 baignoires, irrégulièrement grouppées sur le bord du talus. L'espace qui sépare les bains de la rivière n'est que de trente à trente-cinq mètres, et se compose d'alluvions récentes très perméables. Dans l'état ordinaire de l'Ariège, le niveau naturel des eaux thermales ne s'élève qu'à 118 millimètres au-dessus du niveau de l'Ariège.

Ce rapport du niveau des eaux thermales avec

l'eau de l'Ariège et la nature des terrains qui les séparent, permettent d'expliquer facilement les inconvénients que nous éprouvions. Sans parler de la diminution générale de température qu'avaient subi les eaux thermales depuis que M. Figuier l'avait prise en 1810, les eaux thermales se trouvaient à leur état le plus normal, lorsque l'Ariège conservait un juste milieu dans son niveau. Alors l'eau dans les baignores était assez abondante, limpide et d'une température bonne et régulière.*

La hausse ou la baisse des eaux de l'Ariège modifiait entièrement cet état normal.

Dès que l'Ariège montait à un niveau supérieur à celui des eaux thermales, il y avait refoulement desdites eaux et envahissement des bains par celles de la rivière. Les deux tiers de nos bains en éprouvaient des infiltrations, et surtout les n°ˢ 1, 2, 13, 14, 17 et 18, dans lesquels on ne pouvait se baigner que vers le 1ᵉʳ juillet et parfois vers le 15.

Un mouvement inverse avait lieu pendant les basses eaux de la rivière : les eaux chaudes, cessant d'être refoulées ou contenues, se déprimaient d'abord dans leur niveau, s'épandaient et venaient se perdre vers le Thalweg de la vallée. Ce mouvement et ces pertes furent si considérables en 1839, que

---

* Je veux parler des dix-neuf baignoires employées, les autres quatorze étant mises hors de service à cause d'une trop grande diminution de température.

les eaux alimentaient difficilement nos baignoires, et que le jeu du trop plein général en cessa durant plus de quinze jours.

Un état aussi précaire ne pouvait durer; je sentais que des réparations étaient urgentes pour prévenir le dépérissement complet de l'établissement thermal. Pénétré de ma mission, je m'étais plusieurs fois entretenu avec M. François des avantages que pouvait présenter une enceinte en chaux hydraulique. Sans rejeter ce moyen, cet ingénieur fit très judicieusement observer * qu'avant d'exécuter ce projet, il serait bon de procéder à des recherches préalables sur le régime intérieur des eaux minérales, sur celui des infiltrations froides et des sources tempérées, enfin sur la nature et l'état de perméabilité du terrain qui devait recevoir les travaux.

Les idées de M. François furent non seulement adoptées dans une réunion qui eut lieu à Ussat, et à laquelle étaient présents M. le Préfet, M. Peyre, maire de Pamiers, MM. les ingénieurs du département, Le Moyne et Bergis, M. François et moi; mais il y fut décidé, en outre, que les travaux seraient exécutés sous la surveillance et la direction de cet ingénieur.

En conséquence, trois galeries furent creusées, pendant l'hiver de 1838 à 1839, sur les points de plus haute et de plus basse température. **

---

* Mémoire du 29 novembre 1838.

** Voir le plan à la fin de la notice.

Une première, entre l'hospice et le n° 1 des bains;

Une deuxième, derrière le n° 13;

La troisième, derrière l'ancienne fontaine, en aval des bains dits Louet, nᵒˢ 2, 3, 5 du plan.

Je ne parlerai point de toutes les diverses observations que ces travaux nous ont permis de faire; je signalerai seulement la ligne qui relie les points A, B, C, D, E, F, comme présentant un axe de plus haut niveau et de plus haute température; 2° Nous observâmes que du point A au point B et surtout au point E, il y avait dépression de niveau et décroissement de température; 3° que la déperdition de température augmentait avec l'imperméabilité du terrain, ou la difficulté d'épanchement des eaux thermales.

D'après ces observations, nous avons cru que le point ou les points d'émission originelle des eaux thermales étaient en amont du point A; que leur écoulement se faisait suivant la ligne A, B, C, D, E, F, vers le fond de la vallée; et que ce n'était qu'avec peine que quelques petits filets s'échappant de ce cours naturel, venaient alimenter les baignoires.

M. François saisit bien vite les indications que ces renseignements lui fournissaient. Après avoir fait défoncer le sol des galeries au niveau du fond des baignoires, jusqu'aux points de plus haute température, il le remplit de cailloutis calcaires qu'il recouvrit de terre pour maintenir la thermalité des eaux. Ce procédé aussi simple que peu dispendieux a suffi pour alimenter les baignoires d'une eau très abondante et d'une température convenable.*

Satisfait de ce premier et grand résultat dû à l'art des mines, on dut viser à empêcher les infiltrations pendant les crues de l'Ariège, et prévenir la baisse ainsi que la perte des eaux thermales pendant les basses eaux de cette rivière.

Alors revint l'idée de l'enceinte en mur de chaux hydraulique. M. François ne se dissimula pas les difficultés qu'on éprouverait à cause de la nature du terrain (sables vaseux), et de sa perméabilité. Il était d'ailleurs convaincu que, pour obtenir le résultat qu'on désirait, ce mur devrait reposer sur la roche en place dans toute son étendue ; chose qu'il jugea impossible. Cependant il l'adopta comme moyen de séparation des eaux thermales avec l'eau de l'Ariège, ne pensant pas qu'il pût prévenir la baisse et la perte des eaux minérales.

Ces prévisions se réalisèrent. L'impossibilité d'épuisement ne permit pas d'aller profondément ; et à 1 mètre 60 centimètres on fut forcé de couler du beton, sur lequel on continua le mur en chaux hydraulique.

Après l'heureuse application de l'art des mines, pour atteindre le but qu'on désirait, M. François, puisant dans ses connaissances sur les lois

* Pour bien juger les avantages obtenus, voyez le tableau général des températures : la colonne n° 4 par M. Fontan, et les colonnes 6 et 7 par la commission scientifique.

hydrauliques, eut recours au mode nouveau des presssions hydrostatiques réciproques. Mais n'anticipons pas et revenons au mur d'enceinte.

Je l'avais conçu partant du fond du talus, *, entre l'hospice et le n° 1, contournant ensuite les loges dans toutes leurs irrégularités, pour venir s'appuyer à ce même talus,** derrière l'ancienne fontaine, entre la propriété de Nicolas Menville et celle de l'hospice.

A l'entrée de la galerie n° 1, nous n'avions trouvé que 24 degrés centigrades de température, et à dix mètres de profondeur 28, 75 seulement; première preuve acquise que ces parages étaient envahis par quelque source froide; en effet, le défoncement entre l'hospice et le n° 1, pour le mur d'enceinte, mit à jour une source d'eau froide assez abondante. M. François crut alors devoir prolonger en épi le mur d'enceinte, à une profondeur de 35 mètres dans l'intérieur du talus, pour prévenir les infiltrations qui avaient mis hors d'usage les n°s 1 et 2,*** infiltrations auxquelles on avait en vain cherché à remédier précédemment par un mur en beton placé devant les baignoires, et dont nous avons trouvé les rudiments. ****

---

* Point M du plan.

** Point F du plan.

*** Deux baignoires existaient dans la loge n° 2; la voisine du n° 1 ne servait pas depuis long-temps.

**** Les colonnes 6 et 7 des températures générales, déjà citées, indiqueront les résultats.

Au point F, et ici dans le but de concentrer les eaux thermales, M. François crut aussi qu'il serait urgent de prolonger le mur dans l'intérieur du talus et d'atteindre, s'il était possible, la roche en place. Là une nouvelle surprise nous attendait : le percement fit jaillir du milieu des détritus calcaires une source minérale très abondante. On a dû renoncer alors à l'idée de contourner le mur d'enceinte sur ce point, dans la crainte de laisser en dehors une partie de l'eau thermale, et de le prolonger pour venir le relier à la roche en place, jusqu'au point K, sur la propriété du sieur Nicolas Menville, que l'administration acquit d'après notre avis commun.

Ce terrain, sur lequel nous avons observé, dans toute son étendue, des traces d'eaux thermales, devenait d'ailleurs indispensable pour l'agrandissement de l'établissement.

Les eaux thermales séparées des eaux froides formaient entre le mur d'enceinte et l'escarpement calcaire, dans un milieu d'alluvions et de détritus, un bassin naturel dont le volume et le niveau baissait, comme je l'ai dit plus haut, lorsque les eaux de l'Ariège atteignaient surtout leur étiage. Il ne s'agissait donc plus que de remédier aux pertes et aux fuites des eaux thermales vers le Thalweg de la vallée. Pour atteindre ce but, M. François établit son système nouveau qu'il nomme *Pressions hydrostatiques réciproques*, et qui consiste dans l'inondation extérieure du barrage par une dérivation de l'Ariège. Souvent, dit-on, le remède est à côté du mal;

cet ingénieur en a fait dans cette occasion une heureuse application.

La saison de 1840 s'ouvrit après la confection de ces travaux; et malgré l'imperfection des baignoires et le mécanisme vicieux des soupapes et des clapels, des avantages immenses furent constatés par procès-verbal de la commission scientifique,* qui se réunit à Ussat le 24 juin. Pour moi, pendant les saisons de 1840 et 1841, j'ai observé que lorsque la zone d'inondation était régulière et maintenue au niveau fixé par M. François, l'eau dans les baignoires était abondante, limpide et d'une bonne température; si, au contraire, la zone d'inondation baissait dans son niveau, l'eau des bains baissait aussi, perdait de sa limpidité, de sa température, et le jeu du trop plein, qu'on désire tant aujourd'hui, diminuait en raison de la pression extérieure.

Les expériences faites pendant le mois d'octobre dernier, sur les avantages produits par la zone d'inondation et dont les résulats sont dans les dernières colonnes du tableau général des températures, ne laissent pas le moindre doute à cet égard.

La commission scientifique constata, dans son procès-verbal, que la température des onze dernières baignoires, qui ne marquait que 31° centigrades,

---

* Cette commission nommée par arrêté de M. le Préfet et approuvée par le ministre, le 24 février 1840, se composait de MM. Viguerie, président, Abadie, Dieu-Lafoi, Fontan, Le Moyne, François, Peyre, maire de Pamiers, et Vergé.

était insuffisante pour en user d'une manière régulière, et engagea M. François de tâcher de l'élever par quelques nouveaux travaux. A cet effet une nouvelle galerie fut ouverte, pendant l'hiver de 1840 à 1841, derrière le n° 25, et poussée jusqu'au point de plus haute température. De là, par une galerie oblique, on amena de l'eau à 36, 25 centigrades derrière le n° 6 de la deuxième série. Nous observâmes sur les bords de cette galerie plusieurs petites sources qui ne marquaient que 30 degrés centigrades. Ces jets multipliés donnèrent une si grande quantité d'eau, proportions gardées avec celle qui avait 36, 25 de température, qu'elle absorba presque tout le calorique de cette dernière. D'ailleurs eussions-nous réussi à donner une température convenable aux bains de la deuxième série, nous aurions dû y renoncer, nous étant bientôt aperçu qu'on ne pouvait le faire qu'au détriment des bains supérieurs. Il fut donc établi un barrage en argile, à l'entrée de cette galerie oblique, momentanément et pour retenir les eaux dans les hauts parages et alimenter les 22 premières baignoires qui nous avaient servi pendant la saison de 1840.

Qu'on ne pense pas que les travaux faits pendant l'hiver de 1840 à 1841 soient infructueux ! Si nous n'avons pas atteint le but que nous cherchions, ils nous ont donné la conviction qu'il y avait à Ussat deux sources ; l'une à une température assez élevée et qui alimente les bains de la première série ; l'autre d'une température de 30 à 31 centigrades qui

alimente ceux de la seconde et la buvette. Nous
avons senti aussitôt le besoin de les séparer ; à cette
fin,* on a poussé la galerie du n° 25 jusqu'à la roche
en place. Les nouveaux travaux ont mis à découvert
un aqueduc naturel, au point D, formé de détritus
calcaires, dans lequel coule de l'eau thermale à 36,
25 centigrades en abondance, et qui se dirigeait
vers le fond de la vallée. Au-delà de cet aqueduc ;
point de plus haute température, en approchant
de la roche en place, l'eau perdait de sa chaleur.
Ce même phénomène a été observé dans les galeries n°ˢ 1 et 2 ; il tient à la difficulté de l'écoulement
au travers d'éboulis calcaires reliés par des argiles
octracées.

On a opéré la séparation des eaux chaudes avec les
eaux tempérées par un petit mur *a,b* en chaux hydraulique, qui, partant des l'aqueduc et longeant le côté
gauche de la galerie, vient se relier à la baignoire
du n° 25. Ce barrage fixe d'une manière régulière
et invariable les limites des eaux chaudes et des
eaux tempérées, limite que les travaux de la précé-
dente année avaient montrée fort irrégulière. En
même temps, ils nous permettent de retenir en amont
les eaux chaudes par le même principe des pressions
réciproques, opéré au moyen des eaux tempérées.
Deux petites vannes sont établies et pourront, au

_____

* Sur un nouveau rapport de M. François à l'administration, en
date du 1ᵉʳ novembre 1841, et qu'elle a approuvé.

besoin, nous permettre de tempérer les eaux chaudes.

Sans avoir égard au refroidissement des eaux thermales causé par les infiltrations, les eaux d'Ussat avaient éprouvé une diminution de température de près de trois degrés, de 1810, époque où M. Figuier prit les températures des bains, à 1836 lorsque les prit M. Fontan. Cette cause, nous avons cru la trouver dans la construction successive des autres baignoires, et surtout de celles de la deuxième série, qui, en subdivisant la colonne d'eau chaude répartie d'abord en douze bains, a dû nécessairement diminuer dans chacune d'elles le volume d'eau de renouvellement. Or, nos expériences nous ont prouvé que le degré de température était toujours en rapport avec la quantité d'eau de renouvellement.

Les connaissances acquises par ce qui précède sur le régime intérieur des eaux thermales, nous permettent maintenant d'expliquer les vices de l'ancien système.

Le mécanisme de retenue des eaux et d'évacuation se composait d'une soupape au fond des baignoires, et d'une autre soupape à trop plein pour servir à l'évacuation incessante des eaux surabondantes ; rien ne séparait les baignoires des alluvions et des détritus calcaires, noyés par les eaux minérales.

Qu'arrivait-il, lorsque l'on ouvrait la soupape du fond ? On vidait avec l'eau de la baignoire celle qui formait bassin au milieu de ces détritus. Pendant les basses eaux de l'Ariège, dix minutes ou un quart

d'heure, d'évacuation exigeaient deux heures pour
atteindre le niveau perdu en si peu de temps. Il faut
le dire, quatre et six heures eussent été nécessaires
si les baignoires avaient été vidées jusqu'au sol.
Nous étions donc placés dans l'alternative d'une
trop grande perte d'eau, ou d'une trop grande perte
de temps.

Ce mécanisme ne permettait pas de renouveler
l'eau partiellement dans chaque baignoire, et, s'il
y avait nécessité de vider une d'elles, il faillait re-
courir à la vidange générale, qui ne s'opérait que
deux fois par jour. D'un autre côte, la soupape du
trop plein, située en dehors de la baignoire, ne
permettait pas la sortie des corps étrangers plus
légers que l'eau et qui se tenaient à sa surface.

Que les personnes qui n'ont pu surmonter les
dégoûts que leur inspiraient les bains d'Ussat, se
rassurent ! Je ne crois pas abuser de leur confiance,
en annonçant que tous les inconvénients que je viens
de signaler et qui ont déjà disparu en grande partie,
cesseront complètement par l'application d'un
nouveau système de soupape et la reconstruction
générale des nouveaux thermes, qui commencera,
je le pense, l'hiver prochain.

Un mur à pierre et chaux séparera les loges et
les bains du talus et du bassin, qui sera ainsi re-
tenu, pendant les basses eaux, à un niveau constant,
par l'action ou la pesanteur de l'eau de dérivation
de l'Ariège. Les eaux thermales à température
décroissante naturellement, du moins dans la pre-

mière série, en partant du nº 1, donneront la facilité de remplir les indications thérapeutiques que
peuvent exiger des maladies diverses. Un conduit,
correspondant au fond des baignoires et placé à l'un
des angles, y amènera l'eau du bassin, dont le renouvellement incessant aura lieu par *ascension*, et
qui, dans son mouvement vers l'angle opposé où
sera situé le trop plein, entraînera les corps étrangers qui seront à la surface de l'eau. Ce conduit sera
muni d'une soupape qui restera ouverte pendant le
bain; et qui permettra, en la fermant, le renouvellement partiel et à volonté de chaque baignoire.

La vidange aura lieu par une soupape située au
fond des cuves et à peu de distance d'un conduit
placé dans la terre et sous la zone d'inondation
extérieure, qui portera les eaux thermales en dehors de ladite zone. Les essais faits devant la commission scientifique nous ont donné la certitude
que trois ou quatre minutes de temps seront suffisantes pour le renouvellement*.

---

* Voir pour l'ensemble de ces détails la coupe verticale des travaux.

RÉSUMÉ.

Les travaux d'aménagement nous ont facilité la connaissance du régime intérieur des eaux thermales, nous ont permis leur division en deux sources, et leur séparation ; ils ont remédié, en grande partie, aux infiltrations froides qui avaient lieu pendant les grandes eaux,* et ils préviennent les pertes d'eaux minérales pendant les basses eaux de l'Ariège. Ces travaux nous ont rendu trois degrés centigrades de thermalité que nous avions perdus, et nous ont donné une si grande quantité d'eau, qu'elle suffira pour alimenter une douche , deux piscines et 50 baignoires. Le nouveau mécanisme adopté nous permettra le renouvellement de l'eau à volonté, faculté qu'on avait crue impossible, et qui procurera à l'établissement toute la propreté désirable. *

---

* Les résultats déjà obtenus me permettent d'espérer que les infiltrations cesseront entièrement , par le recul des baignoires sur la ligne du n° 12, et par les travaux d'aménagement du nouvel établissement.

✿✿✿✿✿✿✿✿✿✿✿✿✿✿✿✿✿✿✿ ✿ ✿ ✿

DEUXIÈME PARTIE.

HISTORIQUE ET AVENIR DE L'ÉTABLISSEMENT.

L'enfoncement dans lequel sont situés les bains d'Ussat permet de croire que, dans le principe, les eaux thermales formaient une mare ou petit lac, dans lequel, dit-on, un des seigneurs voisins trouva la guérison de blessures graves reçues au service de la patrie. C'est à cette première cure qu'on fait remonter, dans le pays, la construction de quelques baignoires et l'usage des bains d'Ussat. Ces eaux thermales et les terrains voisins appartenaient à M. de Fraxine, seigneur d'Ornolac, qui les avait reçus en héritage du seigneur d'Arnave, et les donna à l'hospice de Pamiers, par acte du 7 décembre 1787.

Lors de cette donation, il n'y avait que douze loges ou baignoires. Leurs irrégularités, surtout en hauteur, portent à croire qu'elles ne furent pas construites en même temps. La réputation que durent acquérir les eaux, et l'insuffisance des bains pour satisfaire tous ceux qui s'y rendaient, ont dû engager les administrateurs ou les fermiers à en augmenter le nombre : plusieurs loges furent successivement ajoutées et intercalées, et aujourd'hui le nombre est de **33**, qui forment, je puis dire, une monstruosité par leur défaut d'alignement, leurs formes et hauteurs diverses.

M. Laffont-Gouzy, à la fin de sa notice sur les eaux d'Ax, dit qu'à Ussat on a de la peine pour se baigner et se loger. Je ne chercherai point à détruire cette assertion, qui par elle-même ajoute à la réputation de nos eaux ; mais je tiens à prouver qu'on ne néglige rien pour mettre les bains et les logements en rapport avec la confiance publique. L'aménagement des eaux thermales devait, avant tout, mériter la sollicitude de l'administration. Ces travaux, qui ont exigé beaucoup de temps et de grands sacrifices, touchent à leur fin, et cependant les grands résultats qu'ils ont produits ne pourront entièrement être jugés et devenir très-profitables à l'hospice, que par la construction du nouvel établissement ; sans parler de la valeur en plus qu'a acquise au fond l'établissement actuel, par la connaissance des ressources nouvelles, mises à découvert par l'aménagement.

Je serais fâché d'entraîner l'administration à faire des dépenses considérables, si je ne croyais avoir la conviction que les revenus qu'elles produiront dédommageront amplement. C'est dans cette idée que je l'engage à ne pas différer la construction des nouveaux thermes, devenue une nécessité indispensable pour le public. Le projet d'établissement, dû

aux soins et au talent de M. l'ingénieur François,
et M. Durrieu, architecte de Pamiers, me paraît
réunir, à l'intérieur, tous les détails hydrauliques
et architectoniques pour une bonne administration
des eaux, et la façade, avec de la grace, a tous
les avantages et les agréments qui sont un besoin
de notre époque.

Les logements qui ne se composaient, il y a trente
ans, que de trois mauvais corps de bâtisses laissés
à l'administration par le seigneur d'Ornolac, sont
aujourd'hui considérables, augmentent chaque année
en suivant de près, jusqu'à ce moment, les exi-
gences dues à l'affluence progressive des etrangers.
Dans l'espace de deux ou trois années, tous les
maîtres d'hôtel ont doublé leurs logements : quel-
ques-uns d'entr'eux ne peuvent plus s'agrandir; et je
crains, si l'affluence augmente encore, comme nous
permet de le penser l'espérance que nous donnent
les eaux, que les logements ne soient plus en rapport avec le nombre des baigneurs. Si mes craintes
se réalisent, je me demande qui bâtira encore, et
si l'administration doit rester étrangère à ce mouvement ? L'acte de ferme de neuf années qu'elle
vient de passer, les sacrifices qu'elle a faits pour
l'aménagement des eaux et ceux qu'elle va faire
pour la reconstruction de l'établissement thermal,
me portent à penser qu'elle ne pourra ni bâtir, ni
autoriser personne à bâtir sur son terrain au détriment de son fermier. Il est cependant une classe
de malades assez nombreuse qui doit garder le
repos, ne pouvant supporter la marche et diffici-

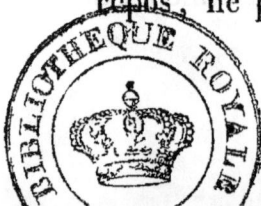

lement la chaise-à-porteur, qui aurait besoin d'être
logée près des bains. C'est pour ces malades que
je verrais avec peine s'élever de nouvelles bâtisses
au-delà de celles qui existent. L'administration,
propriétaire d'un grand établissement et de tout le
terrain qui avoisine les bains, pourrait d'ailleurs,
en agrandissant son hôtel ou par de nouveaux bâ-
timents, écraser plus tard, par leur portée, les
propriétaires qui l'auraient devancée. J'ai désiré
faire part de mes craintes; et pénétré de la solici-
tude et de la justice de l'administration, j'ai lieu de
penser qu'elle saura concilier les intérêts de l'hospice avec ceux des autres propriétaires, en assurant
au public les nouvelles ressources en logements,
que pourrait exiger le développement de l'établissement thermal*.

On attribue souvent les guérisons qui s'opèrent
aux eaux thermales, au changement d'air, aux
distractions, aux amusements que les malades trou-
vent dans ces établissements. Je ne doute pas que
ces causes ne puissent agir sur les maladies nerveuses; et c'est à regret que je suis forcé de convenir
que l'on a beaucoup à faire à Ussat, pour procurer
aux personnes qui fréquentent nos eaux, les agréments que présentent beaucoup d'autres établis-

---

* Le nombre des baigneurs a considérablement augmenté cette
année, surtout parmi la classe aisée; on a eu, plus que jamais,
de la peine pour se loger et se baigner. Il est très-urgent qu'on
bâtisse l'établissement thermal et de nouveaux hôtels. Pour donner
a Ussat toute l'extension dont il est susceptible, l'Administration
doit prendre la détermination de faire par elle-même, ou bien
qu'elle cède du terrain pour construire, qu'elle afferme pour un
long bail ou qu'elle vende.

sements. Après les promenades , qui offrent des ressources assez vastes et agréables , il n'y a pas de réunion générale , de vauxal où l'on puisse se promettre à jour fixe de passer une de ces soirées dont la musique , les chants et la danse font les délices. J'ose espérer que les maîtres d'hôtel comprendront mieux à l'avenir leurs intérêts , en allant audevant des désirs , des besoins des étrangers ; et qu'on trouvera chez eux bon accueil , attention , complaisances et un régime conforme aux habitudes et aux besoins des malades.

On a classé les établissements thermaux , d'après le produit des sources et le numéraire laissé dans le pays , en deux catégories. Celui d'Ussat y est placé à la seconde : je pense qu'il mérite d'occuper la première. Pour en juger, je donne un tableau des dix dernières années , faisant connaître par chacune d'elles , le nombre des personnes qui ont fréquenté notre établissement , le nombre des bains donnés , leur produit , et approximativement le numéraire laissé dans le pays.

Années.	Nombre de baigneurs.	Nombre de bains payés.	Produit des bains et ferme de l'hôtel.	Numéraire laissé dans le pays.	OBSERVATIONS.
1831	693	13426	10355 fr.	93515 fr.	
1832	781	15110	11366	105092	Aux chiffres re-
1833	721	15481	11588	98100	présentant le numé-
1834	796	17874	13023	108543	raire versé dans le
1835	820	17500	12800	111200	pays, il faut ajouter
1836	927	17044	12526	123766	une somme de 7 fr.
1837	1005	16817	11110	131710	par baigneur, repre-
1838	1073	18124	13174	141934	sentant les frais de
1839	1236	21200	14300	159020	voyage dans le de-
1840	1409	24249	16919	172150	partement.
1841	1617	27163	18697	185260	

PROPRIÉTÉS PHYSIQUES DES EAUX.

C'est le plus souvent des propriétés physiques des eaux minérales que l'on déduit les vertus médicinales ; il ne peut en être ainsi des eaux d'Ussat. Cette eau prise à la fontaine ou dans les baignoires, est non-seulement douce, onctueuse, claire et limpide, mais elle ne répand aucune odeur particulière et n'imprime aucune sensation au goût. Lorsque les baignoires n'avaient pas de sol, il s'élevait, du fond, des bulles de gaz composé d'un mélange d'acide carbonique, d'oxigène et d'azote, qui venaient crever à la surface de l'eau. Ce dégagement de gaz avait lieu surtout pendant la vidange générale et lorsqu'une pesanteur moindre leur permettait plus facilement de s'échapper. Pendant l'intervalle des saisons, les eaux déposent dans les baignoires un sédiment léger et onctueux composé, d'après M. Magnes-Lahens, de Toulouse, de calcaire alumineux et d'oxide de fer, sans aucun mélange de soufre, si ce n'est à l'état de sulfate de chaux. Pendant la saison, ce dépôt ne peut être également observé, à cause du renouvellement de l'eau et de son enlèvement incessant causé par le linge des baigneurs.

La thermalité va décroissant, du n° 1 vers les baignoires inférieures, de 38 à 30 degrés centigrades. Elles conservent toujours cette même cha-

leur. On peut cependant, dans des proportions relatives à chaque numéro, augmenter ou diminuer la thermalité, en augmentant ou diminuant le passage du volume de l'eau. C'est à ce passage continu que nous devons de conserver toujours la même chaleur, qui permet aux malades de rester plusieurs heures dans le bain, sans éprouver le malaise que causent les variations de température. » C'est peut-
» être là, dit M. Magnes, une des principales
» conditions des effets merveilleux que produisent
» spécialement les bains d'Ussat. » On ne sera pas surpris de la réputation dont jouissent nos eaux, puisqu'elles réunissent toutes les qualités exigées par MM. Fontan et Patissier, qui s'expliquent ainsi :
» Les eaux thermales les plus convenables sont
» celles qui, pour être employées, n'ont besoin
» ni d'être refroidies ni échauffées artificiellement,
» qui se rapprochent le plus de la chaleur humaine,
» et conservent toujours les mêmes températures. »

M. Figuier a commis une double erreur en disant que l'eau sourd du sol qui forme le fond des cuves, lesquelles communiquent entr'elles par des issues souterraines ; l'eau thermale vient de l'intérieur du talus et pénètre dans les baignoires par le côté qui correspond à ce talus. Il est vrai qu'aucune baignoire n'achevait de se remplir avant les autres, parce que les eaux s'élèvent ou s'abaissent en conservant toujours le même niveau ; mais les courants étant établis aux côtés opposés à son entrée, elle ne pouvait retrograder dans l'intérieur

du talus, pour se porter de là dans les autres baignoires. Au surplus, le mécanisme nouveau a changé
entièrement ces dispositions vicieuses, ainsi que je
crois l'avoir démontré dans la première partie de
cet opuscule.

COMPOSITION CHIMIQUE DES EAUX.

M. Patissier classe les eaux thermales d'Ussat
parmi les eaux salines, et M. Alibert parmi les
eaux gazeuses. Il faut croire, d'après M. Fontan,
qu'elles doivent être rangées dans la première
classe. Les principes chimiques découverts par les
analyses peuvent, sans doute, être utiles pour
classer les eaux minérales et donner une idée générale aux médecins sur leurs propriétés thérapeutiques ; mais je crois, avec beaucoup d'autres médecins, qu'ils ne sauraient nous guider entièrement
pour l'action particulière à chaque source. Si les
analyses avaient le pouvoir de nous faire connaître
cette action des eaux, je ne doute pas, comme le
dit M. Trousseau, qu'on ne pût se passer des
eaux thermales naturelles, avec la bonne volonté
des médecins et des malades, et une synthèse qui
redonnât à l'eau ses principes chimiques dans les
proportions reconnues par l'analyse. Tout prouve,
jusqu'à ce jour du moins, que ce n'est pas quelques
grains de plus ou de moins de sels minéralisateurs
qui peuvent déterminer l'effet salutaire des eaux ;

il manquait à ces sels la vitalité, dit Chaptal, cette chaleur divine que les eaux puisent dans le sein de la terre. D'ailleurs, eût-on réussi à avoir une chaleur et une composition chimique identiques à celles signalées dans les eaux thermales, ce qui ne me paraît pas possible, comment obtenir une température toujours uniforme, due à un courant constant, comme cela existe à Ussat, et dans d'autres établissements thermaux?

Trois personnes également recommandables par leur savoir ont fait l'analyse des eaux d'Ussat. M. Figuier en 1810, M. Magnes-Lahens en 1832, M. Fontan en 1836. Je regrette de ne pouvoir donner celle faite par M. le docteur Fontan, à qui l'on doit un travail sur les eaux thermales des Pyrénées. Ses connaissances spéciales dans cette partie et plus en rapport avec les progrès que la chimie a faits depuis les deux premiers, auraient sans doute mérité plus de confiance. J'ai lieu de penser que l'administration n'a pas renoncé au projet qu'elle avait conçu d'appeler cet analyste à Ussat pour opérer, sur les lieux mêmes, ce travail, que le nouvel aménagement des eaux me paraît rendre utile; non pas que les travaux d'aménagement aient modifié la nature des eaux d'Ussat, composées de sels fixes que ne saurait altérer l'ouverture de conduits plus réguliers au travers de terrains inattaquables par ces eaux. J'ajouterai d'ailleurs, qu'aujourd'hui le mélange des infiltrations froides, en disparaissant, a augmenté à la fois toutes circonstances égales d'ailleurs, la thermalité, et partant la teneur, en sels minéraux et en principes organiques.

M. Figuier a opéré sur les eaux des bains et sur celles de la fontaine ; M. Magnes sur les eaux des bains Louet, dont la source alimentait aussi la fontaine. La différence des produits est si légère, que je ne donnerai que l'analyse de M. Figuier.

Eaux des bains.

Cent mille parties de ces eaux contiennent, acide carbonique libre, quantité indéterminée. Évaporées à siccité, elles laissent un résidu sec d'environ 89 parties, et formé de

Chlorure de magnésium................	3, 40
Sulfate de magnésie (sel d'epsom..........	27, 35
Carbonate de magnésie.....	0, 97
Carbonate de chaux....................	26, 53
Sulfate de chaux......................	30, 34
Perte...............................	0, 64
	89, 23

Eau de la fontaine.

Cent mille parties de l'eau de la fontaine contiennent, acide carbonique libre. Évaporées à siccité, elles laissent un résidu sec pesant 86, 26, formé de

Chlorure de magnésium................	3, 35
Sulfate de magnésie...................	27, 79
Carbonate de magnésie................	0, 49
Carbonate de chaux...................	26, 16
Sulfate de chaux.....................	27, 96
Perte...............................	0, 51
	86, 26

Sédiment des cuves.

Silice...............................	28
Alumine.............................	40
Carbonate de chaux..................	20
Sulfate de chaux....................	10
Fer oxidé ou carbonaté.	2
	100

C'est à l'alumine trouvée en très forte proportion dans ce sédiment, qu'on attribue l'onctuosité de l'eau.

MODE D'ADMINISTRATION DES EAUX.

On ne venait à Ussat que pour se baigner ; rarement on usait de l'eau en boisson, et le plus souvent on le fesait sans le conseil des médecins. Les eaux thermales n'agissent pas seulement par l'action directe qu'elles ont sur la peau, ou par les rapports sympathiques que cette dernière peut avoir avec les organes intérieurs ; il faut croire qu'une plus ou moins grande portion de leurs propriétés est due à l'eau absorbée ; et sous ce dernier rapport, j'ai pensé qu'il y avait faute à ne pas conseiller les eaux d'Ussat en boisson. En effet, comment ne pas admettre que l'eau absorbée par les vaisseaux de l'estomac, ne dût pas agir ou du moins aider l'action de celle absorbée par la peau. J'ai donc conseillé l'eau en boisson à beaucoup de malades, surtout pendant les deux dernières années, et l'expérience me prouve que je dois m'en féliciter. Par leur usage, j'ai vu des douleurs d'estomac se disciper, l'appétit reparaître, le ventre devenir libre, les urines augmenter. Pendant la dernière saison, une dame de Bordeaux qui n'avait presque pas pris des bains, s'en trouva si bien pour une douleur d'estomac, qu'elle désira en emporter une vingtaine de bouteilles.

Une douche dont l'eau marquera 38 à 38, 50 du thermomètre centigrade, fait partie du nouveau projet d'établissement, et nous permettra, par son action puissante, de seconder, dans quelque cas, l'effet de nos eaux en boisson et en bains.

ACTION THÉRAPEUTIQUE.

Dans ses recherches sur l'action thérapeutique des eaux minérales, M. Léon Marchand démontre que toutes les eaux sont excitantes, qu'elles soient chaudes ou froides, qu'elles soient sulfureuses ou salines, ferrugineuses ou gazeuses. Je ne dirai pas que les eaux d'Ussat ne partagent pas cette action générale, car elles portent sur les urines, elles donnent souvent une diarrhée de vingt-quatre à quarante-huit heures ; elles procurent quelquefois des sueurs, des démangeaisons et des éruptions à la peau. Ces résultats divers, qui tiennent sans doute à la disposition particulière des malades, ne sont pas une nécessité indispensable pour obtenir de bons résultats. Ce passage de l'état chronique à l'état aigu dont parle Bordeu, est observé rarement ; et beaucoup de malades éprouvent du soulagement et guérissent sans crise sensible. S'il est dans l'essence des eaux minérales d'exciter, je dis que celles d'Ussat doivent être placées au premier rang parmi celles qui excitent le moins. Comment, en effet, ne pas leur accorder cette place, quand, outre leur propriété sédative, on les administre avec tant de succès contre les gastrites et gastro-entérites chroniques, les engorgements de la matrice, les métrorrhagies et autres irritations locales.

Les auteurs qui ont écrit sur les eaux minérales, regardent les eaux de Neris, St.-Sauveur, Bagnères-de-Bigorre, les Bains, Ussat, comme également propres à combattre les maladies nerveuses. Cependant une différence bien tranchée existe dans leur composition chimique ; il y en a même, comme St.-Sauveur, qui n'appartiennent pas à la même classe. Il faut donc croire que leur action thérapeutique doit présenter aussi quelques différences que je ne chercherai point à signaler. Je tâcherai seulement, par le peu d'expérience que j'ai acquise depuis cinq années et avec bonne foi, de faire connaître quels sont les cas où les eaux d'Ussat sont utiles.

Les seuls écrits spéciaux que nous avons sur les eaux d'Ussat, sont de M. Bécane, de M. Pilhes, et quelques numéros épars d'un journal des bains d'Ussat. Ce premier auteur les signale comme ayant

une action thérapeutique merveilleuse contre les
maladies de la peau, les ulcères, les tumeurs scrofuleuses, la leucorrhée et la phtisie : à ce tableau,
M. Pilhes ajoute les affections nerveuses, les coliques nephrétiques, les obstructions.

Il y a lieu d'être étonné en comparant les maladies
pour lesquelles on vient à Ussat, avec celles indi-
quées par ces messieurs. On n'y voit plus de pthisie ;
d'ulcères, de tumeurs scrofuleuses, de maladies
de peau, du moins des affections d'un caractère
dartreux. Dans cinq années, à peine ai-je vu une
personne atteinte de cette maladie dernière, qui s'é-
tant baignée sans prendre mon avis, n'obtint d'autre
résultat que la desquamation, ainsi qu'auraient pu
faire des cataplasmes émolients. Frappée de voir
presque tout son corps en suppuration, elle vint
alors prendre mes conseils, et fut dirigée sur les
eaux sulfureuses d'Ax.

Notre établissement ne doit pas la majorité des
femmes qui s'y rendent à l'effet sédatif seul de nos
eaux ; et si, du nombre des malades et de la nature
des maladies qui les appellent aux eaux thermales,
on peut tirer la conséquence de leur action thérapeutique, il faut attribuer à nos eaux une vertu
spéciale contre les maladies de l'utérus. C'est à ces
maladies, mieux connues aujourd'hui et peut-être
plus fréquentes qu'autrefois, qu'est due cette majorité. L'action salutaire de nos eaux sur ces maladies, à peine indiquée par un des auteurs déjà cité
contre un de leurs symptômes, est vulgaire dans
le pays et les départements voisins.

Je pourrais nommer beaucoup de femmes venues à Ussat pour des maladies de l'utérus, qui ont été soulagées ou guéries, et qui ont dû à l'effet de nos eaux, du moins quelques-unes d'entr'elles, d'éprouver les douceurs de la maternité, en prévenant les avortements ou en rendant à l'organe malade son état normal. C'est à regret que je ne donne pas des observations pour corroborer cette action de nos eaux ; mais les difficultés que doit éprouver un inspecteur, pour soumettre les malades aux moyens d'investigation propres à caractériser la spécialité de ces maladies, est un obstacle qui m'a empêché et m'empêchera, sans doute, d'obtenir ce résultat. Si je dois cependant m'en rapporter à ce que m'ont dit deux de ces femmes, nos eaux auraient guéri complètement deux engorgements avec ulcération au col de l'utérus, maladies contre lesquelles, avec un traitement long et difficile, on emploie la cautérisation. Si des résultats aussi avantageux pouvaient être bien constatés par un moyen aussi simple et l'on peut dire agréable, nous rendrions au sexe un service immense, en l'empêchant de se soumettre à un traitement qui fait fléchir son courage et repugne à sa délicatesse.

C'est surtout pour ces maladies et pour obtenir ce résultat, qu'il serait à désirer, comme le dit M. Patissier : « que chaque médecin donnât à ceux » qu'il envoie aux eaux, un bulletin exact et dé- » taillé de leurs maladies. » Instruits par lui, les médecins-inspecteurs n'auraient d'autre tâche à remplir, en dirigeant les malades dans l'administration des eaux, qu'à marquer les résultats généraux obtenus, sauf au médecin ordinaire, à leur rentrée dans leurs foyers, de noter les résultats particuliers.

Les eaux d'Ussat, douces et sédatives, conviennent-elles à toutes les variétés et à toutes les périodes des maladies de l'utérus? Mon expérience ne me permet pas de résoudre une pareille question. J'ai vu des femmes qui, par leur marasme, leur faciés et leurs souffrances, devaient faire craindre une désorganisation de l'utérus, qui ont été soulagées par nos bains. Je crois, néanmoins, que leur action est plus ou moins salutaire, selon leurs périodes et surtout selon la constitution de la femme. Plus le sujet est nerveux, irritable et la maladie récente, plus on doit, je crois, espérer des résultats favorables. Quand, au contraire, l'état chronique est bien assis, que la maladie est entée sur une organisation lymphatique, et qu'il faut avoir recours aux moyens propres à favoriser la résolution, en déterminant vers le bassin un peu d'excitation, les eaux d'Ax, si voisines des nôtres et destinées à se prêter un mutuel secours, viendront avantageusement suppléer, par leur activité, aux eaux thermales d'Ussat.

Un point essentiel pour les maladies de l'utérus, c'est la température à laquelle l'eau thermale doit être administrée. En genéral, les malades atteints de maladies nerveuses supportent des températures basses, et les rhumatismes ont besoin de températures élevées. Pour les maladies de l'utérus, l'âge, le tempérament, les habitudes, portent d'une manière plus sensible des modifications dans la disposition du corps, lesquelles ne ne permettent pas de les plonger toujours dans une chaleur moyenne, qui conviendrait à la nature de cette maladie. Ainsi, une maladie de matrice, chez un sujet nerveux, exigera une température assez faible, et la même maladie, chez un sujet lymphatique, la demandera plus forte. J'ai vu, pendant la saison de 1839, deux femmes venues à Ussat pour une maladie de matrice, l'une d'un tempérament lymphatique et qui avait fait usage des eaux sulfureuses d'Ax, l'autre d'un tempérament nerveux, ne pas pouvoir supporter la même température. La femme nerveuse sortait du bain à 33,50 centigrades, agitée, rouge, éprouvant du mal à la tête et un malaise général. Placée dans une température de 31,75, elle éprouva, dès les premiers bains, du bien-être, et se retira d'Ussat dans un état fort satisfaisant. Une autre femme, d'un tempérament nerveux aussi et que j'avais placée, à cause de son âge avancé, dans un bain marquant 35 centigrades, fut obligée de le quitter; les douleurs et les pertes utérines s'aggravaient. Ces accidents se calmèrent aussitôt qu'elle prit des bains à 32,50. Cette femme qui, pendant trois saisons, a fréquenté nos bains, s'est retirée aussi chaque fois, en ayant obtenu de très-bons résultats.

Les maladies nerveuses, par la violence de la

douleur et par leur durée, provoquent des troubles dans les centres vitaux, deviennent un point de fluxion locale, et amènent à la fin des désorganisations qu'on ne prévient qu'en calmant les souffrances des malades. Les deux classes de remèdes dont use la médecine contre ces maladies, les antispasmodiques et les stupéfiants, pour être sans dangers dans leur administration, ont besoin d'être donnés par des mains sages et habiles. Les eaux d'Ussat offrent aux médecins un moyen pour combattre les maladies nerveuses, je ne dirai pas infaillible, mais exempts de tout danger. A elles appartient surtout ce dictum populaire : « Si les eaux ne » font pas de bien, elles ne font du moins pas du » mal. »

Pour confirmer la réputation dont jouissent nos eaux, comme sédatives, je citerai quelques observations.

N° 1. M. H..... fils d'un médecin de Narbonne, âgé de 12 à 14 ans, nerveux et très-intelligent, atteint d'un tremblement nerveux irrégulier aux deux extrémités supérieures (danse de St.-Guy), vint prendre nos bains en 1838 : soulagement marqué après quelques bains ; tout tremblement disparut après le 18e. Cet enfant, chez qui la maladie avait reparu pendant l'hiver suivant, mais avec beaucoup moins d'intensité, revint en 1829 : quelques bains furent à peine nécessaires pour faire disparaître de nouveau cette maladie.

N° 2. Marie D.... de Ganac (Ariège) , âgée de
17 ans , fille forte et d'un tempérament sanguin ,
atteinte de la même maladie dans les quatre membres , compliquée de dysmenorrhée , prit nos bains
pendant l'été de 1838 : Sueurs abondantes pendant
leur usage ; apparition régulière du flux menstruel ;
ces crises procurent du soulagement. En 1839 ,
cette malade est revenue parfaitement guérie , et
m'a dit qu'à chaque époque menstruelle surtout ,
sa convalescence avait augmenté d'une manière plus
sensible.

N° 3. M. St.-A.... âgé maintenant de 48 ans ,
d'un tempérament nerveux-sanguin , fut opéré de
la cataracte à Paris , au mois de juillet 1830. Cette
opération fut suivie de maux de tête violents et
continus, qui disparurent complètement au com-
mencement du mois de septembre. A la fin du même
mois , il fut pris de fièvres intermittentes dont les
accès se représentaient tous les huit jours , et pendant lesquels les douleurs de tête et d'yeux
étaient intolérables. Pendant l'accès , dont la durée
était de quatre à cinq heures, d'abondantes larmes
étaient secretées et sortaient des yeux et du nez.
La quinine, qui lui fut ordonnée à Paris, a rarement
calmé les accès, qu'il a conservés tout l'hiver avec
presque la même intensité jusqu'au mois de mai.
Dans le cours de ce mois , il fit usage des bains
d'Ussat. L'accès qui devait reparaître le jour corres-

pendant au quatrième bain, n'eut pas lieu. Depuis
cette époque, cette personne a joui d'une bonne
santé, sauf quelques légères douleurs de tête, qui
cèdent à de simples moyens. Il use chaque année
de nos bains comme moyen prophylactique ; et il a
observé que, lorsqu'il les négligeait, les accès avaient
une tendance à reparaître pendant les grands froids
et les grandes chaleurs.

N°4. M. A... âgé maintenant de 63 ans, d'un
tempérament sanguin, fort et robuste, éprouvait
depuis long-temps des douleurs à la région des reins,
sans difficulté pour uriner. Il combattait ces douleurs
avantageusement par l'usage des bains d'Ussat, qui
entraînaient toujours un sédiment briqueté, en assez
grande quantité. Plus tard, il éprouva des retentions
d'urines, qui l'obligeaient à avoir recours au cathé-
térisme, lequel fit reconnaître la présence d'un calcul dans la vessie. Opéré par la lithotritie, il y a
cinq ans, par les soins de M. Viguerie, ce malade
fut délivré complètement du calcul; mais il conserva,
après l'opération, des douleurs assez vives aux tes-
ticules et le long des cordons spermatiques, sans
symptômes d'inflamation. L'usage de nos bains pro-
cura, tout d'abord, du soulagement, et toute douleur
disparut après quinze bains. Depuis, ce monsieur a
repris ses fonctions de garde général des eaux et
forêts, et a toujours joui d'une santé parfaite.

Les deux observations qui précèdent prouve-
raient les bons effets de nos eaux dans les mala-

dies nerveuses, qui suivent les opérations chirurgicales, et les heureux résultats qu'on pourrait en obtenir dans les maladies de même nature qui compliquent ou se développent à la suite des plaies d'armes blanches ou à feu, comme j'en ai eu un exemple frappant dans ma pratique particulière.

N° 5. Mme A...., d'un tempérament lymphatique nerveux, souffrait, depuis quatre ans, d'une névralgie faciale, du côté gauche. Cette dame ne passait pas huit jours sans éprouver des reprises; elle avait usé en vain de l'opium et des pilules de Meglin, qu'elle avait portées à la dose de trente par jour. La diète la plus sévère paraissait seule la calmer. Pendant l'été de 1838, elle vint prendre les bains d'Ussat; quelque soulagement accompagna leur usage. Dans l'intervalle de la saison de 1838 à 1839, elle n'a éprouvé que sept à 8 accès beaucoup moins longs et moins intenses en douleur. Je n'ai plus revu cette dame, et j'ai lieu de penser que les bains qu'elle prit en 1839 ont terminé cette maladie cruelle.

N° 6. Mme G..., d'un tempérament lymphatique, âgée de soixante-huit ans, souffrait, depuis douze à quinze ans, de douleurs nerveuses à la machoire inférieure du côté droit, qui se propageaient dans toute la moitié de la tête. Des douleurs vagues du même caractère se faisaient aussi ressentir par tout le corps. Elle avait fait usage de l'extrait de belladonc en frictions, des pilules de Meglin et autres remèdes qui ne lui avaient procuré qu'un soulagement passager. Dans la saison de 1838, elle prit vingt-cinq bains; pendant leur usage et vers la fin seulement, elle éprouva du soulagement, mais l'hiver a été meilleur que tous ceux qu'elle avait passés depuis long-temps. En 1839 le soulagement a été plus sensible.

N° 7. Mme V...., sa fille, d'un tempérament nerveux, éprouvait, depuis deux ans, des douleurs dans les machoires; elle se fit arracher trois dents, qui n'étaient pas cariées. Plus tard, ces douleurs prirent la forme d'accès, revenant tous les jours vers les trois heures, contre lesquels on employa en vain le sulfate de quinine. Par l'usage des bains d'Ussat, cette dame vit diminuer insensiblement la violence des accès, qui disparurent entièrement vers la fin de septembre. Elle revint à nos eaux, dans la saison de 1839, guérie et bien portante, pour accompagner sa mère et prévenir les récidives.

N° 8. M. F..., d'un tempérament nerveux et sanguin, éprouva en 1834 une première sensation de froid entre la lèvre supérieure et les gencives. Plus tard, cette sensation se renouvela, et l'attribuant à quelque dent cariée, il voulut rincer sa bouche avec de l'eau fraîche. A peine eut-il mis l'eau dans sa bouche, que les douleurs redoublèrent à un tel point, qu'il fut obligé de se rouler sur son lit, en poussant des plaintes et des cris. Il consulta un médecin, qui caractérisa sa maladie de tic douloureux, et lui prescrivit les pilules de Meglin. Il en poussa la dose jusqu'au nombre de 17, le matin, et 18, le soir. Alors il éprouva des nausées, des éblouissemens, et un tel dégoût s'empara de lui, que, malgré sa ferme résolution de continuer ce traitement, il fut obligé de l'abandonner. On le purgea et on lui fit prendre des bôls de térébenthine ; pendant qu'il usait de ce dernier remède, il éprouva un accès si violent qu'il lui semblait qu'on lui enfonçait dans le palais de la bouche un paquet d'aiguilles. Ce malade se détermina à venir à Ussat en 1838 ; il prit trente-sept bains, et se frictionnait, pendant leur usage, d'un mélange de cérat et d'extrait de belladone. Il souffrit encore, le reste de l'été et de l'automne ; mais depuis le 24 janvier jusqu'au 22 juin 1839, il ne souffrit plus du tout Du 22 juin au 1er juillet, il ressentit, trois fois par jour, quelques picotements qui lui firent craindre une rechute; du 1er juillet au 13, point de douleur ; enfin les 17, 22 et 24 du même mois, il éprouva de nouveau un léger picotement, mais tel, que, s'il n'avait pas connu cette infirmité, il n'y aurait fait aucune attention. Pendant la saison de 1839, il a pris aussi trente-sept bains, et j'ai lieu de penser, par les bons résultats de 1838, que ce malade est guéri.

Les affections abdominales forment une classe de maladies contre lesquelles les eaux d'Ussat me paraissent avoir une action bien marquée, et qui cependant n'est pas signalée dans les auteurs qui ont écrit sur les eaux minérales. Je ne comprends pas dans cette classe les vomissements chroniques, les gastralgies, les entéralgies, et autres affections qui ont leur siége dans le bas ventre, mais dont le caractère est essentiellement nerveux, ni les douleurs d'estomac et même les gastrites qui peuvent dépendre des rapport sympathiques de cet organe avec l'utérus. Les maladies que je désire signaler sont les véritables gastrites et entérites chroniques, les irritations ou inflammations des organes abdominaux avec ou sans engorgement, mais sans dégénérescence, enfin les maladies des voies urinaires.

Je crois d'abord, pour prouver l'action thérapeutique de nos eaux contre ces maladies, devoir m'étayer d'une observation tirée d'une lettre écrite à M. Roques, fermier des bains, par M. Chrestien, médecin de Montpellier, et contenue dans le n° 2 du journal des bains d'Ussat.

N° 9. « M. Lapeyrière, qui, sur mon avis, de Paris » se rendit aux bains d'Ussat, en retira un bien sen- » sible pendant le séjour qu'il y fit. S'il retourne » dans la Capitale, comme c'est son projet, avant » d'aller à Ussat, il sera plus utile à vos bains, que » tous les éloges qu'on pourrait leur donner. On le » vit partir, d'une maigreur affreuse, ne prenant » que trois ou quatre onces de nourriture dans les » vingt-quatre heures, et souffrant encore beaucoup » pour les digérer, au point que son médecin soupçon-

» nait une obstruction dans l'estomac, ayant peine
» à se soutenir, arriva frais, fleuri, faisant trois re-
» pas par jour, marchant trois et quatre heures
» sans être fatigué. Je l'avais consulté auparavant,
» et j'avais reconnu chez lui quelques légers embar-
» ras dans les différents viscères du bas ventre,
» effet, d'après mon opinion, de la sécheresse et
» de la rigidité de la fibre, s'accompagnant d'une
» sensibilité excessive du système nerveux. Entr'au-
» tres remédes, je lui conseillai les bains d'Ussat,
» parce que, d'après ce que j'avais observé sur
» moi-même, je n'en connais pas de meilleurs,
» quand on a l'éréthisme et la sensibilité nerveuse à
» combattre. »

Cette observation date de 1810. A cette époque,
les maladies d'irritation de la muqueuse gastro-in-
testinale étaient peu connues. Dans l'état actuel de
la science, il est difficile de ne pas y reconnaître
une gastrite chronique sur un sujet nerveux, malgré
les détails qui manquent sur l'état de la langue, la
sensibilité de la région épigastrique, la constipation,
etc.

N° 10. Mlle F...., âgée de 60 ans, d'un caractère gai et d'un tempérament sanguin, habituée
depuis long-temps à l'usage du café au lait, éprouva
vers 1830, par suite de fatigues et de peines mora-
les, de la difficulté pour digérer, des douleurs à l'estomac, de la constipation opiniâtre ; la langue était
légèrement rouge à la pointe et sur les bords.

Cette première indispo ition céda, après avoir
vomi des matières non digérées et prises depuis
plusieurs jours, par une diète assez sévère, l'application de sangsues au creux de l'estomac, des
cataplasmes émolients, des lavements et des bains.
De cette première atteinte à 1839, cette demoiselle jouit d'une bonne santé, sauf quelques rares
vomissements; alors reparurent, par suite d'une nouvelle peine morale, les douleurs d'estomac, les
coliques, les vomissemens d'alimens et de matières
glaireuses et amères; la fièvre se déclara, la figure
prit une couleur jaune paille, terreuse, et le corps
un marasme tel, qu'on dut craindre pour les jours
de la malade. Cet état s'accompagna, pendant trois
mois, d'insomnie complète. Au mois de juin 1840,
elle vint à Ussat, où elle usa de l'eau en bains et
en boisson. Pendant son séjour, le someil revint,
l'appétit reparut, les vomissemens devinrent plus
rares, et la fièvre perdit de son intensité. Ce mouvement vers la convaléscence augmenta dans le sein
de sa famille, et au mois de septembre, elle revint
à Ussat pour consolider sa guérison, sans fièvre,
ayant repris son embonpoint et son coloris ordinaire.
Depuis, cette demoiselle jouit d'une bonne santé;
cependant son estomac conserve encore de la difficulté pour digérer certains aliments, surtout ceux
préparés à l'huile.

N° 11. Mlle V..., âgée de 45 ans, d'un tempérament nerveux irritable, était sujette depuis long-

temps à des crampes nerveuses d'estomac ; depuis six mois que les menstrues avaient cessé , cette demoiselle avait éprouvé des douleurs plus vives et plus fréquentes ; après deux de ces atteintes , une douleur constante se fit ressentir à l'hypocondre droit. L'exploration me fit constater dans cette partie et correspondant au lobe de *spigel* , un engorgement ou tumeur de forme oblongue et de la grandeur d'un écu de 6 livres. Des sangsues, des cataplasmes furent appliqués, et la malade mise à la diète ; peu de jours après , et la tumeur encore existant, Mlle V... vint à nos eaux, dont elle usa en bains et en boissons. Bientôt sa figure changea en bien , la fièvre disparut, l'appétit revint , et une nouvelle exploration, le jour de son départ , me donna la certitude que cet engorgement avait disparu complètement. Depuis deux ans , cette demoiselle a toujours joui d'une bonne santé , et les crampes nerveuses n'ont plus reparu.

N° 12.. Mme R... , d'un tempérament nerveux , sanguin, et qui avait toujours joui d'une bonne santé, fut prise à la fin du mois d'octobre 1836 , par suite d'une affection morale, de tournoiements de têtes , et d'envies de vomir fréquentes , qui durèrent de vingt-quatre à quarante-huit heures. Deux ou trois jours après, on lui fit prendre un purgatif qui causa de violentes coliques , sans presque aucune évacuation de matières ; la langue qui était blanche devint rouge, les menstrues cessèrent, une douleur fixe se fit ressentir au flanc droit : elle éprouva de la constipation et des picotements à tous les membres ; une violente insomnie accompagna cet état. Des sangsues furent appliquées sur le lieu douloureux et au fondement, on mit aussi en usage les cataplasmes émolients et les lavements, le régime composé de fécules fut sévère. On n'obtint aucun bon résultat par ces moyens. Malgré l'état d'irritation des premières voies, on mit en vain en usage les préparations ferrugineuses, pour combattre l'amenorrhée. La malade vint à Ussat, dans le courant du mois de mai, en 1837. Elle prit dix bains sans régularité, et qui furent sans résultat. Au mois de septembre, elle revint et prit vingt bains d'une manière plus régulière et sans quitter le régime. Pendant le second séjour, les menstrues reparurent ; alors seulement la malade commença d'éprouver quelque soulagement ; elle put mettre quelques morceaux de gâteau léger dans les boullies dont elle se nourrissait. Le mieux, que cette dame éprouva par cette première apparition des menstrues, augmenta d'une manière plus sensible à chaque époque et continua jusqu'à la guérison complète.

N° 13. Le sieur A. V...., âgé de 45 ans, d'un tempérament bilieux, fort et robuste, fut pris, dans le courant du mois de mai 1841, de dégoût, d'envies de vomir, de tournoiements de tête. Ces premiers symptômes furent bientôt suivis d'une douleur fixe au flanc droit, de soif, de vomissements bilieux, et des substances alimentaires ; la diarrhée survint, le malade poussait sept à huit selles sanguinolentes par jour, en éprouvant, pendant chaque selle, des douleurs violentes et une sensation de chaleur extrême au fondement. Cet état, qui était accompagné de fièvre, amena un marasme assez considérable. On lui prescrivit des applications de sangsues à l'anus, et sur le lieu de la douleur, des cataplasmes émolients, des bains généraux et de siége, des lavements; pour régime, des boissons mucilagineuses et gommeuses, du laitage, des boullies de gruau d'orge et d'avoine, et de fécule de pommes de terre. Ce fut en vain que, pendant quatre mois, ce malade suivit ce traitement. Vers la fin de septembre, il vint à Ussat. Bientôt il éprouva du soulagement; la diarrhée disparut, et avec elle l'ardeur du fondement; les selles cessèrent d'être sanguinolentes, l'appétit revint; il put se permettre l'usage des viandes et un régime plus substantiel. Pendant l'usage des bains, il éprouva une grande démangeaison aux jambes, qui fut suivie, dans les mêmes parties, d'une éruption de forme milière. Rentré chez lui, il avait de la peine à satisfaire sa faim qui l'entraînait à manger des choses indigestes, sans qu'il éprouvât la moindre difficulté à les digérer. Cette convalescence a été franche, et le malade est revenu gras, fort et robuste.

Les maladies des voies urinaires sont aussi des maladies contre lesquelles nos eaux peuvent avoir d'heureux résultats. Leurs propriétés sédatives et adoucissantes doivent suffire pour leur accorder une action dans ces maladies. Je ne prétends pas réclamer pour elles une propriété dissolvante, mais je les crois propres à augmenter la quantité des urines, qui, plus abondantes, peuvent alors entraîner des graviers et des petits calculs, calmer les douleurs, les irritations ou inflammations des organes qui les composent, même celles qui peuvent avoir pour cause la présence de graviers, comme le prouverait l'observation n° 4 déjà citée, pour les maladies nerveuses. Deux cas d'ématurie, qui ont été soulagés, me permettent de croire qu'elles peuvent être utiles dans les émorrhagies; action non douteuse pour l'emorrhagie de l'utérus.

Nos eaux sont aussi fréquentées par des malades atteints de sciatique et de rhumatisme, surtout d'un caractère nerveux. La diminutiou de température, que nous avions éprouvée, me faisait un devoir d'envoyer à Ax la plupart des malades affectés de rhumatismes essentiels, qu'une température de 38, 75 centigrade me permettra maintenant de garder à Ussat. Toutefois, je pense que les sujets lymphatiques doivent de préférence aller aux eaux sulfureuses, et ceux dont l'érétisme et la sensibilité nerveuse sont le partage doivent donner la préférence à nos eaux.

Observation particulière.

N° 14. M. D... contracta, quelque temps avant

son mariage, une maladie vénérienne caractérisée par un ulcère au pénis, qui fut traité par la tisane de salsepareille, la liqueur de Vanswiéten, pilules mercurielles, onguent de même nature sur la partie. Tous les symptômes extérieurs disparaissent, le malade croit à sa guérison et se marie. Un mois se passe, rien d'apparent chez les époux; alors un ulcère se déclare aux parties génitales de la femme; le mari éprouve des douleurs nocturnes aux jambes, et sa peau se couvre de taches. Nouveau traitement : trois saignées, bains domestiques, frictions mercurielles, tisanes sudorifiques. Par suite de ce traitement, douleurs aux gencives, salivation, engorgement des ganglions lymphatiques des aines, sueurs continuelles. Le malade passe deux mois sans goûter du sommeil : potion calmantes contre les douleurs nocturnes. La femme, soumise au même traitement, voit disparaître l'ulcère; mais elle aussi, elle éprouva bientôt des douleurs violentes aux reins et aux jambes, qu'on cherche à calmer par des opiacés à haute dose. Ils viennent à Ussat, pendant la saison de 1839, maigres, très souffrants, abattus, découragés; durant leur séjour ils éprouvent quelques soulagements à leurs souffrances. A la fin de la même saison, la femme revient à Ussat, et le mari va à Ax. La femme éprouva la seconde fois plus de soulagement que la première. En 1840, ils sont revenus tous les deux bien portants, buvant du vin et mengeant des aliments de toute espèce. La femme, qui avait fait une fausse couche, était enceinte de 3 à 4 mois.

Je termine par une observation en faveur de notre département qui offre aux médecins, dans sa petitesse, toutes les variétés d'eaux minérales qu'on puisse désirer ; avantage qui leur permettra de remplir, sans beaucoup de frais pour leurs malades, les indications diverses que leur état peut exiger. Les membres d'une même famille, qu'on sépare et qu'on envoie quelquefois à des distances considérables les uns des autres, pourraient se voir, ou recevoir facilement des nouvelles des personnes qui leur sont chères, et, dans des cas de maladies, avoir la douce satisfaction de leur prodiguer leurs soins.

FIN.

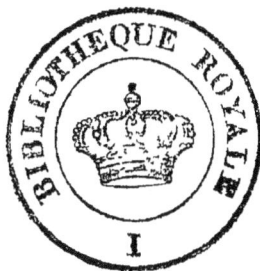

NUMÉROS D'ORDRE DES BAINS	TEMPÉRATURES PRISES PAR				TEMPÉRATURE ET ÉTAT D'ÉCOULEMENT DES TROP-PLEINS.										OBSERVATIONS.
	Figuier, 1808.	Magnes, 2 octob' 1815.	Fontan, 21 sept' 1835.	François 25 octob' 1838.	Commission scientifique, 25 juin 1840.		François-Vergé, 16 juillet 1841.		François, 21 octobre 1841.		29 octobre 1841, la zone d'inondation a baissé de 0m16.		29 octobre 1841, la zone d'inondation relevée de 0m16		
					Températ'	Écoulement.	Températ'	Écoulement.	Températ'	Écoulement.	Températ'	Écoulement.	Températ'	Écoulement.	
1	»	33 00	Froide.	29 10	40 00	Surabondant	36 80	Surabondant	37 20	Surabondant	31 20	Nul.	37 20	Surabondant	
2	»	33 00	Froide.	29 10	39 10	Idem.	37 30	Idem.	33 20	Faible.	30 00	Nul.	33 80	Faible.	
3	37 50	36 00	35 50	35 35	39 50	Idem.	37 50	Idem.	36 80	Bon.	31 25	Nul.	36 70	Bon.	
4	38 01	37 95	34 20	34 20	38 50	Bon	37 50	Bon.	36 80	Idem.	34 10	Faible.	37 50	Bon.	Un bon écoulement est celui qui entretient la température fixe, et l'eau d'une limpidité parfaite. Nous observons que les résultats des colonnes 10, 11, 12, 13, 14 et 15 ont été obtenus par les basses-eaux de l'Ariège, et la tranchée ou zone d'inondation étant encombrée de sable et de vase, sur 0m35 de hauteur, par conséquent, dans les conditions les plus défavorables à l'action des pressions réciproques. La différence normale de niveau entre les bains et la zone d'inondation est de 0m16 à Ussat. Elle dépend du coefficient de perméabilité du terrain et de la densité des eaux.
5	»	36 00	34 20	34 00	39 70	Idem.	35 60	Idem.	36 80	Idem.	32 50	Insensible.	37 50	Très-bon.	
6	»	34 00	31 20	32 00	38 18	Idem.	36 80	Idem.	37 50	Idem.	34 10	Faible.	36 80	Très-bon.	
7	»	35 00	31 20	31 50	38 70	Idem.	35 00	Surabondant	36 20	Surabondant	33 70	Insensible.	36 30	Surabondant	
8	36 20	37 00	31 20	31 50	39 00	Surabondant	35 00	Bon.	36 25	Bon.	31 25	Nul.	34 95	Bon.	
9	36 20	37 00	»	31 40	37 00	Bon.	35 00	Idem.	34 90	Idem.	33 75	Insensible.	33 80	Bon.	
10	37 50	34 00	34 20	34 00	37 00	Idem.	34 20	Idem.	34 30	Idem.	32 50	Nul.	35 00	Bon.	
11	»	34 75	33 70	33 50	35 00	Idem.	33 75	Idem.	34 65	Idem.	31 00	Nul.	33 25	Bon.	
12	»	33 80	35 50	35 40	34 00	Assez faible.	34 00	Idem.	33 25	Idem.	31 20	Nul.	33 20	Bon.	
13	35 00	34 00	34 20	34 00	34 00	Faible.	33 60	Idem.	33 25	Idem.	30 00	Nul.	33 15	Bon.	
14	35 60	35 00	34 20	34 00	35 00	Bon.	34 30	Idem.	33 15	Surabondant	31 25	Nul.	34 00		
15	34 37	35 00	33 70	33 50	35 60	Idem	33 60	Idem.	34 00	Bon.	31 65	Insensible.	33 80	Surabondant	
16	35 60	36 00	35 50	35 50	34 50	Surabondant	33 90	Idem.	33 75	Idem.	32 50	idem	33 85	Bon	
17	35 60	35 00	33 70	33 20	34 00	Idem.	33 75	Idem.	33 65	Idem.	31 30	idem.	33 50	Bon	
18	34 35	35 00	33 70	33 40	34 00	Bon.	33 85	Surabondant	33 25	Surabondant	33 60	Bon.	34 20	Bon.	
19	33 75	31 00	»	31 10	33 10	Surabondant	33 75	Bon.	33 80	Faible.	29 00	Nul.	32 80	Surabondant	
20	»	»	31 20	31 00	»	Bon.	33 60	Idem.	32 90	Bon.	32 10	Nul.	33 70	Faible.	
21	»	»	»	»	»	Idem.	32 80	Idem.	33 65	Idem.	32 55	Faible.	33 68	Bon.	
22	»	»	»	»	»	Idem.	33 60	Idem.	33 60	Idem.	32 45	Faible.	33 00	Bon	
23	»	»	»	31 00	31 20	Idem.	»	»	32 85	»	»	»	»	Bon	
de 23 à 33	»	»	»	31 00	31 15	Surabondant	31 20	»	»	»	»	»	»		
Fontaine	»	»	»	»	33 10	»	32 00	»	»	»	32 25	»	31 20		

TRAVAUX
d'Aménagement souterrain
des Eaux Thermales d'Ussat
(Ariège)
1837 — 1842

www.ingramcontent.com/pod-product-compliance
Lightning Source LLC
Chambersburg PA
CBHW050528210326
41520CB00012B/2484